Rômulo B. Rodrigues

ALIMENTAÇÃO SAUDÁVEL = SAÚDE PERFEITA

O consumo de alimentos adequados proporciona equilíbrio orgânico e psíquico

Vol. I

2ª EDIÇÃO
São Paulo – 2019

amazonkindle

RODRIGUES, Rômulo B. ALIMENTAÇÃO SAÚDE SAUDÁVEL = PERFEITA Vol.I / Rômulo B. Rodrigues - Amazon. 2019.

Organização: Rômulo Borges Rodrigues

Impresso pela Amazon – 2019.

2019. Escrito e produzido no Brasil.

1. Nutrição. 2. Saúde. Vida Saudável. 3. Qualidade de vida. I. Título.

ISBN 9781796782622

Amazon Serviços de Varejo do Brasil Ltda.
CNPJ 15.436.940/0001-03
Av. Juscelino Kubitschek, 2041 – Torre E – 18° andar
São Paulo - SP

SUMÁRIO

Dedico este trabalho aos filhos Júlio César e João Víctor.

Agradecimentos

Agradeço a minha mãe adotiva (In Memoriam), que me orientou e me ensinou a ser o que sou e sei hoje.

Prefácio

Os cuidados com a alimentação é um dos principais focos de atenção da população mundial nos tempos atuais.

Com o crescente aumento da quantidade de produtos e alimentos artificializados e, consequentemente, nocivos à saúde, torna-se imprescindível a escolha correta por uma alimentação mais saudável e natural. Visto que, a saúde do corpo e do sistema orgânico é baseada naquilo que é ingerido.

Com a mudança de hábitos alimentares e no estilo de vida, adquire-se mais equilíbrio, uma melhor qualidade de vida e, como consequência, longevidade.

Esta obra é um guia de orientação no que se refere aos alimentos adequados a serem ingeridos para a manutenção de uma saúde integral e perfeita.

Boa leitura.

CAPÍTULO I
OS SEGREDOS DA BOA SALADA

O hábito de comer um prato de folhas todo dia faz proezas pelo nosso corpo. Mas, essa receita de sucesso não para por aí. Há alguns ajustes e truques culinários para transformá-la em uma fórmula realmente benéfica à saúde.

Por trás da aparência saudável, escondidos sob as folhas de alface, podem estar montes de gordura e punhados exagerados de sal — que, de forma sorrateira, fazem aquela bela salada se tornar quase uma vilã da dieta. Outras receitas pecam pelo oposto: são tão magras de calorias quanto esquálidas de nutrientes. Escolhas erradas levam a combinações gordas ou pobres demais. Ela deve ter densidade energética baixa. Ou seja, apesar do volume considerável, somas poucas calorias. Aliás, o que diferencia a entrada de uma salada que substitui o prato principal não é o tamanho, mas o mix de ingredientes. Fontes de proteínas e carboidratos só devem entrar na salada que vale por uma refeição.

INGREDIENTES DA SALADA

FOLHAS:

Agrião, rúcula, espinafre, escarola, couve, acelga, repolho, etc. Alterne os tipos para não cair na monotonia. É possível variar até a alface, que pode ser encontrada nas versões lisa, americana, crespa e mimosa. As folhas contêm fibras e por isso são guardiãs da saúde intestinal e, por garantir maior saciedade, ajudam a afastar os quilos extras.

LEGUMES:

Tomate, pimentão, cenoura, pepino, beterraba, berinjela, abóbora, abobrinha – não faltam opções para colorir sua salada. E, quanto mais diversificada a paleta de cores, mais substâncias protetoras seu corpo vai receber. O pimentão vermelho, por exemplo, está cheio de licopeno, pigmento que funciona como um escudo celular, blindando contra o câncer.

PROTEÍNA:

Ela, obviamente, não pode ficar de fora nas situações em que a salada ocupa todo o espaço do almoço ou do jantar. Afinal, além de ser a substância que repara os tecidos do nosso corpo, trata-se de uma grande aliada contra a obesidade, espantando a fome e brecando os ataques de gula. Frango, ovo, queijo, peixe e leguminosas – ou seja, o grão-de-bico, os feijões e a lentilha – são boas escolhas.

ENERGIA:

Quando a salada é prato principal, ela deve conter um alimento rico em carboidrato, como macarrão, batata, mandioquinha, pão, trigo integral e até frutas. Mas, não coloque todos ao mesmo tempo. Acrescentar apenas uma fonte do nutriente é a medida certa para espantar o desânimo.

ÓLEO:

Prefira o azeite de oliva. Além de ser rico em ácidos graxos monoinsaturados, gordura amiga das artérias, o extravirgem concentra substâncias antioxidantes. Regue o prato com um discreto fio desse óleo ou com o molho à base dele. O azeite é saudável, porém, bastante calórico.

AROMA:

Use sempre ervas frescas. O orégano, por exemplo, age como um herói e defende nossas células de moléculas por trás do envelhecimento precoce. Todas as ervas contribuem com substâncias que dão aroma ao prato, tornando-o apetitoso.

Proporção dos ingredientes na salada no prato de entrada

FOLHAS...45%
LEGUMES..45%
GORDURA (azeite)...............................10%

Cuidados ao montar a salada

O vilão, na hora de encher o prato (ainda que predominem os vegetais), é sempre o excesso. Até mesmo uma salada precisa ser consumida na medida certa. Exagerar na quantidade de folhas pode exceder a recomendação de fibras e interferir com o aproveitamento de alguns minerais.

Proporção dos ingredientes na salada no prato principal

LEGUMES..35%
PROTEÍNA...30%
CARBOIDRATO....................................25%
GORDURA (azeite)...............................10%

CAPÍTULO II
A DIETA DO PRATO IDEAL

Diante das novas recomendações nutricionais, segue o gráfico com orientações na colocação de porções modestas, mas hipernutritivas, variadas e pouco calóricas na sua mesa.

Grupos Alimentares	*Porções recomendadas*
Cereais, tubérculos, raízes e derivados	*6*
Feijões	*1*
Frutas e sucos de frutas naturais	*3*
Legumes e verduras	*3*
Leite e derivados	*3*
Carnes e ovos	*1*
Óleos, gorduras e sementes oleaginosas	*1*
Açúcares e doces	*1*

CAFÉ DA MANHÃ

1 copo (200ml) de leite desnatado
2 fatias de pão integral
1 colher de chá de margarina
½ unidade de mamão papaia

LANCHE DA MANHÃ

1 goiaba vermelha pequena

ALMOÇO

1 pires de salada de folhas verdes
2 colheres de sopa de cenoura
1 colher de sobremesa de azeite
4 colheres de sopa de arroz integral
1 concha de feijão
2 unidades de almôndega de carne recheada com espinafre
1 copo (200ml) de suco de maracujá

LANCHE DA TARDE

4 torradas integrais salgadas
1 iogurte desnatado de frutas

JANTAR
1 prato de sobremesa de alface roxa com minicenoura e cubos de abacaxi
3 colheres de sopa de batata corada
1 unidade pequena de filé de frango grelhado com molho barbecue

LANCHE DA NOITE
1 copo de leite desnatado

CAPÍTULO III
AMARANTO CONTRA O COLESTEROL

Grão símbolo da culinária dos incas, povo pré-colombiano, agora é uma excelente opção para quem quer afastar o perigo da arteriosclerose sem perder o prazer à mesa. Trata-se do amaranto, uma semente conhecida como feijão dos Andes e que é uma ajuda no combate ás taxas do LDL, o colesterol ruim. O grão inibe no fígado uma enzima na produção do colesterol ruim. Essa ação, no entanto, ocorre sem prejudicar a versão boa do colesterol, o HDL. O amaranto contém esqualeno, uma substância antioxidante que é rara em produtos de origem vegetal. Ela é a principal responsável pela interrupção da síntese de LDL, moderando a produção de colesterol.

Mas o grão não recebe a denominação de superalimento só por essa benesse. Ele é rico em aminoácidos que o nosso corpo não é capaz de fabricar e outros nutrientes, como cálcio, ferro, fósforo, potássio e zinco. A semente ainda fortalece o sistema imunológico, melhora a pressão arterial, controla o diabete e inibe a proliferação de células tumorais. Ela também é recomendada para as pessoas com intolerância ao glúten, por não conter em sua composição nenhuma substância capaz de prejudicá-las.

CAPÍTULO IV
ALIMENTOS PARA BAIXAR A PRESSÃO

Segue os sete alimentos que estão em evidência nos centros de pesquisa por sua capacidade de deixar as artérias livre de obstrução.

FARELO DE TRIGO

É fato consumado que grãos e cereais integrais devem aparecer com regularidade no menu quando se quer barrar a constrição dos vasos. Afinal, são exímias fontes de fibras, compostos de gorduras e do colesterol ruim, o LDL. Por participar dessa "faxina" nas artérias, esses alimentos auxiliam o sangue a circular sem sujeiras no caminho. O farelo de trigo contém fibras, magnésio, zinco e vitaminas do complexo B. Esse conjunto de nutrientes têm impacto direto no relaxamento dos vasos.

MORANGO

Um antioxidante chamado antocianina contido no morango atua na redução das moléculas de LDL e no aumento do HDL (colesterol bom), o que beneficia a circulação. Além disso, essa substância combate o processo inflamatório envolvido nas doenças cardiovasculares.

SEMENTE DE ABÓBORA

Essa semente é farta em nutrientes. Entre eles, está o potássio, mineral responsável pela melhora da elasticidade dos vasos. Ela também contém vitaminas A e E, fibras, magnésio e gorduras do bem. Tudo isso faz dessa semente uma grande aliada do sistema cardiovascular.

CLARA DO OVO

Trechos de proteínas da clara do ovo têm uma surpreendente propriedade vasodilatadora — dependendo dos aminoácidos selecionados, as artérias chegam a relaxar 70% a mais.

A recomendação de consumo é incluir o ovo numa dieta balançada, dando preferência à sua porção branca.

SOJA

A soja contém a isoflavona, substância responsável por silenciar sintomas indesejados da menopausa. A sua ingestão alivia o tráfego sanguíneo.

A soja impede que fatores de agressão para as artérias, como o colesterol e a glicose, estimulem a formação de placas em sua camada interna, protegendo-as contra entupimentos. Sem empecilhos em sua trajetória, o sangue flui mais facilmente e a pressão tende a permanecer na medida certa.

GUARANÁ

A ingestão regular de guaraná em pó auxilia no controle da pressão.

MELANCIA

A melancia contém a L-citrulina, substância que, no corpo, se transforma em outra molécula que contribui com a formação do óxido nítrico, um gás natural que relaxa a parede dos vasos sanguíneos.

CAPÍTULO V
O CAFÉ DA MANHÃ PERFEITO

A porção certa

O ideal é oferecer matéria-prima ao sistema digestivo seis vezes por dia. Isso aumenta a taxa metabólica nasal – quanto gastamos de energia em repouso. Nos lanches e na ceia, uma fruta, uma barra de cereal ou até uma sopa leve geralmente dão conta do recado. Veja a porcentagem ideal de calorias ao longo do dia por refeição:

DESJEJUM...................................20%
LANCHE DA MANHÃ.........................5%
ALMOÇO......................................30%
LANCHE DA TARDE.........................15%
JANTAR.......................................25%
CEIA...5%

A importância de colocar algo dentro do estômago ao amanhecer é inquestionável em todos os sentidos, inclusive no emagrecimento. Existem fortes evidências científicas do seguinte: quem inicia o dia fazendo boas escolhas alimentares tende a comer bem nas demais horas. Por outro lado, pessoas que pulam o café da manhã dificilmente conseguem se controlar no almoço. O motivo disso é simples: a partir do momento em que fica vazio, o estômago manda mais sinais para o cérebro de que é preciso reabastecer seus estoques. Quando a privação de comida se estende por horas a fio, esses avisos vindos da barriga se tornam, digamos, cada vez mais contundentes. Resultado: guloseimas demais no prato e acúmulo de gordura na cintura.

Muito além da regulação da fome, uma refeição matinal equilibrada acelera o organismo como um todo. A digestão aumenta em até 30% a atividade metabólica e influi inclusive na frequência cardíaca. Isso aumenta o gasto calórico e, portanto, contribui para o peso ideal. Essa, aliás, é uma das razões pelas quais os especialistas recomendam fracionar as refeições; com um menor volume em cada uma delas. A dúvida, porém, recai sobre a quantidade exata reservada para o café da manhã, até porque ela varia de acordo com a rotina de cada um.

Quem se exercita cedo, por exemplo, precisa de nutrientes extras para aguentar a sobrecarga. Mas, no geral, os especialistas indicam que pelo menos 20% das calorias venha de itens consumidos pela manhã. A porcentagem em questão serve para evitar exageros.

Para criar um menu salutar, é necessário diversificar. Deve haver espaço para os carboidratos, presentes nos pães, as proteínas, encontradas no leite, os lipídeos, presentes na margarina, e também para as vitaminas e minerais, que estão nas frutas. Essas, assim como os cereais integrais, contêm fibras, que auxiliam no funcionamento do intestino.

Produtos lácteos, como o queijo, também trazem a vantagem de carregar grandes doses de cálcio.

Durante uma noite de sono, o corpo diminui seu ritmo. Mesmo assim, continua queimando energia – cerca de 80% calorias por hora – para cumprir tarefas básicas, como respirar. Logo, sem uma reposição de combustível, ele não ativa para valer todas as suas funções. O cérebro é uma das estruturas que mais sofrem com isso. Ele precisa de glicose para manter sua atividade normal.

A falta de nutrientes compromete ainda a maneira como se encaram os compromissos diários. Afinal, sem nada para reabastecer a sua maquinaria, o organismo passa a economizar. Com o funcionamento neuronal reduzido, a tendência é ficar quieto, sem vontade para fazer nada.

CAPÍTULO VI
AS GORDURAS DO BEM-ESTAR E AS DA DEPRESSÃO

A lista de alimentos que ocasionam depressão inclui industrializados como biscoitos, sorvetes, margarinas, salgadinhos e frituras. Eles recebem altas doses de gordura trans para se tornar crocantes. Uma vez dentro do corpo, aumentam o colesterol ruim e prejudicam o coração – além de prejudicarem os mecanismos cerebrais envolvidos no controle do humor. As gorduras saturadas, da carne vermelha, também fazem parte dessa lista. Assim como as trans, elas têm um elo estreito com a depressão. E, quanto mais consumidas, pior.

Felizmente, há outros ácidos graxos que combatem os efeitos nefastos da tristeza patológica. Os insaturados, do azeite de oliva e do abacate, têm esse papel. O consumo de 20 gramas diários do óleo de oliva pode reduzir em até 30% a ocorrência do sintoma. Isso ocorre porque suas gorduras facilitam a passagem de informações entre os neurônios. Assim, evitam falhas que poderiam desencadear o transtorno. Já as trans dificultam a comunicação entre as células nervosas, porque envolvem a membrana do neurônio e o tornam menos fluido. E, se o fluxo de mensagens ali míngua, é quase certo que a depressão vá se instalar.

Outros nutrientes do bem-estar

Assim como as gorduras insaturadas, eles melhoram a ação dos neurotransmissores e evitam o mau humor. São eles:

FOLATO:

A deficiência dessa vitamina contribui para falhas na fabricação de neurotransmissores, principalmente a serotonina, que causa uma ótima sensação de bem-estar.

TRIPTOFANO:

Esse aminoácido é precursor da serotonina. Sem triptofano, a produção dessa substância é insuficiente.

VITAMINA B6

A vitamina B6 entra na receita das enzimas responsáveis pela síntese de substâncias químicas nervosas que regulam nosso estado de espírito.

VITAMINA B12

Atua na prevenção dos sintomas da depressão e ajuda a afastar os pensamentos negativos e a fadiga provocados pela doença.

ÔMEGA-3

Essa gordura melhora a transmissão neuronal e a capacidade do sistema nervoso de se adaptar a alterações. Além disso, o ômega-3 bloqueia a ação de substâncias que causam inflamações.

CAPÍTULO VII
CASTANHA PARA A PROTEÇÃO DO CÉREBRO

Quando o consumo de um alimento é associado a um ganho para a saúde, logo vem o recado: "você deve ingeri-lo todos os dias e em boa quantidade." Com a castanha-do-pará a história é um pouco diferente. Basta uma unidade por dia para proteger o cérebro contra males neurodegenerativos – caso da doença de Alzheimer.

O selênio, mineral encontrado em abundância na castanha, é fundamental para a formação de uma enzima que tem ação antioxidante, a glutationa peroxidase. Essa enzima é uma das mais potentes para combater a ação dos radicais livres, aquelas moléculas que danificam as células e causam vários tipos de problemas – inclusive a morte dos neurônios, o que ocasiona o desenvolvimento da doença de Alzheimer.

Fontes do selênio

1 CASTANHA-DO-PARÁ.....................Até 400 microgramas
100 g DE FARINHA DE TRIGO..................42 microgramas
1 PÃO FRANCÊS.......................................10 microgramas
100g DE FRANGO.....................................7 microgramas
4 COLHERES (SOPA) DE ARROZ.................5 microgramas
1 GEMA DE OVO....................................3,4 microgramas
100 g DE CARNE BOVINA.........................3 microgramas
1 CLARA DE OVO..................................1,5 microgramas
2 COLHERES (SOPA) DE FEIJÃO..............1,5 microgramas
1 FATIA MÉDIA DE QUEIJO.....................1,4 microgramas

CAPÍTULO VIII
MORANGO CONTRA OS RADICAIS LIVRES

O morango tem uma porção de compostos benéficos. Essa fruta é um dos alimentos mais ricos em substâncias antioxidantes, importantíssimas no combate contra os radicais livres, que formam um conjunto de moléculas capazes de danificar as células – estragos que, com o tempo, podem até provocar um câncer.

Entre os componentes do fruto está o ácido elágico. Trata-se de uma substância que tinge e protege os vegetais. No nosso organismo o tal ácido evita danos celulares, diminuindo a ameaça principalmente de tumores no aparelho digestivo. Esse é um dos motivos para o fruto ser cada vez mais associado à longevidade.

O morango contribui com fósforo, magnésio e potássio. Esse trio de nutrientes é fundamental para o sistema nervoso e ainda ajuda a manter por muito tempo a saúde muscular. Vale mencionar também a boa concentração de vitamina C. Em alta em nosso corpo, ela é capaz de blindar o sistema imunológico e evitar resfriados.

O morango fornece boas doses do tipo solúvel, que ajuda a manter os níveis de glicose estáveis, sem grandes picos. Assim o organismo não requer tanto do pâncreas, o que mantém longe o perigo do diabete.

Nutrientes contidos no morango:

Em 50 gramas ou 4 morangos médios

Vitamina C...28 miligramas
Calorias..15 calorias
Carboidrato...3,5 gramas
Fósforo..12 miligramas
Magnésio...7 miligramas
Potássio...83 miligramas
Ácido fólico...9,3 microgramas

CAPÍTULO IX
INCLUA BROTOS NA SUA ALIMENTAÇÃO

Os brotos são embriões de plantas em pleno crescimento e, quando vão à mesa, deixam qualquer prato mais nutritivo. As sementes, suas precursoras, são ricas em fibras, e, após germinarem, apresentam concentrações até quinze vezes maiores de enzimas. Elas atuam diretamente na digestão, melhorando o funcionamento do intestino. Até a respiração celular é favorecida. Sem falar que os brotos auxiliam a eliminar as toxinas que ficam circulando pelo corpo. Eles também entram na receita do popular suco vivo. Feito de grãos germinados, como a linhaça, ele é rico em vitaminas como as A, D, e K, gorduras do bem, além de propriedades antioxidantes que nos protegem contra diversas doenças.

Exemplos de brotos

FEIJÃO-MUSGO:

Essa leguminosa contém ferro e vitamina C. No Oriente, o broto é usado para baixar a temperatura em caso de febres.

ALFAFA:

Protege contra a leucemia, elimina as placas que entopem as artérias e controla as ondas de calor de menopausa.

CAPÍTULO X
PREVINA-SE CONTRA A GASTRITE À MESA

Seja de ordem bacteriana ou emocional, o desconforto na parte superior do abdômen é o mesmo. Quem sofre de gastrite apresenta sintomas como dor de estômago e queimação. Essa inflamação no órgão que tem como responsabilidade preparar os alimentos e enviá-los ao intestino delgado aparece quando as paredes internas passam a não suportar o ácido que circula por ali e que é essencial para a digestão das proteínas. Sem os cuidados adequados, a gastrite pode evoluir para problemas mais sérios como úlcera e até câncer.

Uma bactéria incendiária chamada Helicobacter pylori é a principal causa da ardência estomacal. A bactéria não discrimina nem sexo nem faixa etária. Felizmente, é possível controlar o ímpeto ardoroso do micróbio com alimentos capazes de apagar esse fogo. O broto de brócolis combinado com cápsulas de óleo de groselha-negra tem seu efeito anti-inflamatório potencializado, controlando os sintomas.

O senso comum ainda lista itens da despensa que prejudicam a mucosa que reveste o estômago. Mas, é bom ressaltar que o organismo de cada pessoa reage de uma forma diferente. É importante testar os alimentos e retirá-los do cardápio.

Restringir a produção de ácido ficando de olho no que comemos é de extrema importância, já que cada mordida dá a largada para o sistema digestivo trabalhar. Essa tática minimiza a agressão contra as paredes internas do estômago – e isso proporciona um grande alívio. Mas, além do monitoramento das refeições, outros passos podem amenizar a ardência e a controlar a progressão das lesões. A mastigação, como a primeira fase da digestão, poupa os esforços do órgão. A amilase, enzima da saliva, começa a quebrar o amido já na boca.

Comer várias vezes ao dia também está no topo da lista de conselhos de qualquer nutrólogo ou nutricionista. Quantidades menores fazem com que o estômago não fique abarrotado. Dessa maneira, o tempo de jejum também diminui, prevenindo a acidificação estomacal e, consequentemente, as crises de gastrite.

CAPÍTULO XI
OS BENEFÍCIOS DO CHOCOLATE
(amargo e ao leite)

Estudos e pesquisas recentes concluíram que o chocolate reduz em 37% o risco de desenvolver doenças cardíacas e 29% de padecer com um derrame. Esse efeito é investigado desde a descoberta de que o doce contém substâncias antioxidantes, os flavonoides.

Nunca é demais lembrar que a presença desses benfeitores está relacionada ao percentual de cacau. Portanto, o chocolate amargo é o mais rico em antioxidantes. Mas, todas as versões são muito calóricas e devem ser saboreadas com moderação.

Os três tipos de chocolate

Amargo, ao leite e branco: há diferenças entre as variedades mais procuradas de chocolate.

AMARGO:

Tem pasta de cacau, menos açúcar do que os outros e é isento de leite. Existem variações, como o extra-amargo (75% a 85% de cacau), amargo (50% de cacau) e meio amargo (35 a 50% de cacau).

AO LEITE:

Mistura de pasta de cacau, açúcar, leite em pó evaporado ou condensado. A porção de compostos antioxidantes não é tão significativa como no amargo.

BRANCO:

Leva só leite, açúcar e manteiga de cacau. Por isso, não conta com os flavonoides. Ao contrário, tem gordura saturada, que, em excesso, contribui para entupir as artérias.

Os benefícios
1. Combate o mau humor

Apenas ao sentir o aroma de chocolate, há a redução do estresse e melhora a satisfação. Além disso, o cacau contém uma substância conhecida como feniletilamina, que, quando ingerida, afasta o mau humor. É a mesma envolvida na química da paixão, e a sensação produzida, obviamente, é ótima. O chocolate tem também alto teor de magnésio, mineral que age como regulador do humor, equilibrando os níveis dos neurotransmissores serotonina e dopamina, envolvidas no bem-estar.

2. Diminui a ameaça da pré-eclampsia

Durante a gravidez, 5% das mulheres sofrem com uma espécie de hiperativação do sistema inflamatório, doença conhecida como pré-eclampsia, que também causa elevação da pressão arterial. Provavelmente, isso ocorre por uma intolerância do corpo materno ao feto. Algumas substâncias podem reduzir os riscos desses episódios. É possível que o chocolate amargo interfira no processo inflamatório.

3. Favorece o emagrecimento

Comer um tablete amargo pela manhã, ainda em jejum, aumenta a saciedade e propicia a perda de peso. Por enquanto, ainda não se sabe o mecanismo exato que promove tal sensação. Talvez o sabor forte da versão amarga regule a fome ou, ainda, a maior quantidade de cacau atue impedindo o rápido esvaziamento do estômago. Por outro lado, vale lembrar que, como se trata de um alimento calórico, não se pode abusar da quantidade.

4. Atenua a cirrose hepática

O chocolate amargo combate o aumento da pressão arterial no abdome, que pode atingir níveis perigosos em pacientes com cirrose. A inclusão do alimento com 85% de cacau no cardápio diário é capaz de reduzir a hipertensão portal, no abdome, diminuindo o risco de sangramento provocado pelo rompimento de vasos sanguíneos na região. O efeito ocorre rapidamente, apenas 30 minutos após a ingestão.

Quem como chocolate branco não tem as mesmas vantagens. Isso porque o benefício, também nesse caso, se deve aos flavonoides – encontrados principalmente no tipo amargo.

Essas substâncias químicas ajudam a relaxar e dilatar os vasos sanguíneos, o que facilita a circulação.

5. Reduz a pressão arterial

Há evidências de que os flavonoides aumentam a elasticidade dos vasos sanguíneos, por incentivarem a produção do óxido nítrico. Esse gás, presente na circulação, relaxa as paredes dos vasos, facilitando o fluxo sanguíneo – por isso, diminui a pressão arterial.

É preciso cortar algum alimento calórico para inserir o chocolate na dieta. Ou o amento de peso anulará os benefícios.

6. Mantém o coração forte

Os problemas cardíacos podem atingir pessoas de qualquer idade, e, cada vez mais, aparecem na faixa dos 30 anos. Mas, se consumido moderadamente, o chocolate pode retardar danos no sistema cardiovascular.

Mulheres que ingerem o do tipo amargo entre uma vez por mês e duas vezes por semana são menos suscetíveis a disfunções no coração quando comparadas com aquelas que não comem chocolate, segundo pesquisas recentes. As substâncias do chocolate, além de promoverem dilatação causada dos vasos sanguíneos, reduzem a inflamação causada pelos radicais livres, que podem provocar problemas cardíacos.

7. Baixa a resistência à insulina

Segundo estudos recentes, ingerir 100 gramas de chocolate amargo todos os dias, reduz a resistência à insulina – e, assim, menos açúcar fica circulando no sangue. Por isso, o chocolate com alta concentração de cacau pode ser indicado para diabéticos. Porém, seria imprescindível verificar a quantidade de açúcar no produto escolhido. Senão, mais uma vez, os benefícios se perderiam, já que esse ingrediente é um verdadeiro veneno para os portadores do distúrbio.

8. Previne o derrame

Uma pesquisa feita recentemente revela que comer chocolate pelo menos uma vez por semana reduz o risco de derrame e acelera a recuperação de pacientes que tiveram isquemia cerebral.

Essa pesquisa apontou também que a ingestão de 50 gramas do alimento por semana diminui em 46% o risco de morrer de acidente vascular.

Tudo indica que, mais uma vez, o benefício se deve aos flavonoides, que são antioxidantes e conseguem dilatar os vasos sanguíneos.

CAPÍTULO XII
OS BENEFÍCIOS DO LEITE

Nos últimos anos, inúmeras pesquisas apontaram o leite como um vilão do organismo.

Em tempos dominados por produtos light, até a gordura do leite e seus derivados se tornou um entrave à dieta. Mas, por outro lado, os recentes estudos de especialistas comprovam as benesses e a complexidade nutritiva dos alimentos lácteos – principalmente quando o assunto é proteger o coração.

Uma recente pesquisa constata que o consumo rotineiro das versões mais magras dos produtos lácteos, como o leite desnatado e o queijo branco, está ligado a uma queda na incidência de hipertensão e diabete tipo 2. Tamanha vantagem seria proporcionada por um ingrediente fornecido em abundância pelo leite e seus derivados, sobretudo os tipos dotados de baixos teores de gordura: o cálcio.

Para desfrutar dos benefícios do cálcio, recomenda-se incluir na rotina de três a quatro porções diárias de leite ou derivados que correspondam, no total, a um volume de mil a 1 300 miligramas do mineral. 240 gramas de leite integral ou iogurte, quantidade equivalente a dois copos americanos, oferecem 300 miligramas de cálcio.

Embora alimentos como couve e feijão também forneçam o nutriente, os lácteos são os que proporcionam sua melhor absorção.

O leite desnatado e o queijo branco contêm volume de cálcio ligeiramente menor que os tipos integrais; mas, ao priorizá-los na dieta, estamos excluindo a gordura saturada, que não é bem-vinda porque eleva o risco cardiovascular e colabora com os quilos extras.

Um dos mecanismos que justificam a relação mais cálcio/menos peso é a capacidade que o mineral tem de atuar dentro da célula de gordura, provocando sua quebra e diminuindo seu açúcar no organismo.

O nutriente também é capaz de formar um complexo com parte dos lipídeos provenientes do cardápio, expulsando-os por meio das fezes. E ainda reduz o acúmulo de energia na forma de gordura porque contribui com a liberação de calor, aumentando o gasto calórico, e otimiza o uso da insulina, hormônio que regula o apetite.

O consumo de cálcio durante a vida

0 a 6 meses: 210 mg
7 meses a 1 ano: 270 mg
1 a 3 anos: 500 mg
4 a 8 anos: 800 mg
9 a 18 anos: 1 300 mg
19 a 50 anos: 1 000 mg
51 anos ou mais: 1 200 mg

Gestantes ou lactantes até 18 anos: 1 300 mg
Gestantes ou lactantes acima de 18 anos: 1 000 mg

A ação do cálcio

CORAÇÃO: O mineral aprimora o aproveitamento da glicose, o combustível das células, ajuda a controlar a pressão e a regular o peso corporal.

MÚSCULOS: O nutriente participa ativamente da contração dos músculos esqueléticos, os responsáveis por nossos movimentos voluntários.

OSSOS: O cálcio compõe 99% da nossa estrutura óssea. Por isso, o aporte da substância é essencial para evitar doenças como osteoporose e reduzir o risco de fraturas ao longo da vida.

CÉREBRO: Ele atua em mecanismos dentro dos neurônios que garantem a transmissão dos impulsos nervosos. Isso mantém o cérebro funcionando.

Fontes do cálcio

QUEIJO CHEDDAR (2 colheres de sobremesa)
Teor de cálcio: 303 mg
Absorção: 97,2 mg

LEITE (1 copo grande)
Teor de cálcio: 300 mg
Absorção: 96,3 mg
IOGURTE (1 pote)
Teor de cálcio: 300 mg
Absorção: 96,3 mg

COUVE (2 colheres de salada)
Teor de cálcio: 61 mg
Absorção: 30,1 mg

FEIJÃO-BRANCO (4 colheres de sopa)
Teor de cálcio: 113 mg
Absorção: 24,7 mg

BRÓCOLIS (3 flores)
Teor de cálcio: 35 mg
Absorção: 21,5 mg

FEIJÃO-VERMELHO (5 colheres de sopa)
Teor de cálcio: 40,5 mg
Absorção: 9,9 mg

CAPÍTULO XIII
SOJA PARA TRATAR DO CORAÇÃO

Um dos notáveis poderes da soja é combater o mau colesterol e, assim, manter o coração livre de problemas. Mas seu papel vai além da prevenção. Os efeitos estão relacionados às isoflavonas, substâncias que estão contidas no alimento, as quais podem fazer com que a função cardiovascular melhore em cerca de 30%.

Por essa razão, a soja pode ser usada como tratamento alternativo no pós-infarto. Em vista disso, inclua a leguminosa e os derivados na dieta e aproveite os benefícios já comprovados.

As formas de consumo
IN NATURA

Para eliminar o sabor rançoso, cozinhe a soja em água fervente por cinco minutos e, depois, lave-a com água fria. Deixe de molho por quatro horas. Escorra, tire a casca e cozinhe por mais 30 minutos.

EXTRATO DE SOJA

Pode ser usado em qualquer receita que leve originalmente o leite de vaca.

GRÃO TORRADO

Bom substituto do amendoim na hora de petiscar. Para preparar, leve a soja ao forno brando e espere dourar.

TOFU

É o queijo da soja. Fica ótimo em sopas, no lugar do paio ao preparar o feijão e como base de patês.

Ações benéficas da soja
DIABETE 2

Suas proteínas favorecem o controle dos níveis de açúcar no sangue.

CÂNCER

Por amenizar processos inflamatórios, o alimento protege contra os tumores.

OSTEOPOROSE

As isoflavonas do grão evitam a perda da massa óssea e, por isso, afastam a doença.

MENOPAUSA

Consumir regulamente a soja e derivados pode aliviar seus sintomas.

CAPÍTULO XIV
CARDÁPIO CONTRA A ANSIEDADE

Pense em quantas vezes você desejou que o dia tivesse 48 horas para cumprir todas as tarefas e, ante a impossibilidade disso acontecer, passou o tempo todo correndo de um lado para o outro.

A tensão constante causa alterações no humor e, acredite, no peso. A ansiedade nas alturas contribui para a produção de cortisol, um hormônio associado ao acúmulo de gordura no abdômen. Uma ótima maneira de aliviar esse estresse é fazer exercícios; mas não é a única.

Há estudos que apontam a relação entre certos nutrientes com uma menor agitação.

A seguir, uma lista de nutrientes que deixam tanto o cardápio quanto a sua mente mais equilibrados.

ÔMEGA-3

A suplementação com essa gordura benéfica cessa a ansiedade ao reduzir a concentração de citocinas, substâncias consideradas pró-inflamatórias. Os ômegas 3 e 6 facilitam a atuação de neurotransmissores como a serotonina, que cria a sensação de bem-estar.

Fontes do ômega-3

Linhaça, vegetais, azeite de oliva e peixes de água fria, como atum, sardinha e salmão.

TRIPTOFANO

Esse aminoácido é precursor da tal serotonina. Pessoas com concentrações normais da substância têm menos episódios de ansiedade. Também, o consumo de carboidratos complexos, como os cereais integrais ajuda a estabilizar os níveis de insulina. Esse hormônio é responsável por colocar o açúcar para dentro das células, deixando o triptofano mais disponível no sangue.

Fontes do triptofano

Banana, arroz integral, soja, feijão, chocolate amargo, peixe, aves, carne bovina, manga e abóbora.

MAGNÉSIO

A enzima que converte o triptofano em serotonina é dependente desse mineral e, daí, sua presença ajuda a acalmar os nervos. Além disso, o magnésio bloqueia um receptor chamado NMDA, que causa uma excitação exagerada no cérebro. A consequência são sintomas como irritação, ansiedade e estresse.

Fontes do magnésio

Cereais e grãos integrais, abacate, nozes, castanhas, amêndoas e vegetais folhosos.

VITAMINA C

A vitamina C ajuda a reduzir a produção de cortisol, hormônio do estresse. Além disso, ela combate os radicais livres, moléculas nocivas que se aglomeram em momentos de tensão.

Fontes da vitamina C

Acerola, limão, laranja, morango, caju, brócolis e rúcula.

ARGININA E LISINA

Pesquisas indicam que combinar esses dois aminoácidos diminui a concentração de cortisol pelo corpo, proporcionando tranquilidade.

Fontes

Cacau, nozes, castanha de caju e semente de girassol.

CÁLCIO

Entre suas tarefas, estão administrar a transmissão de impulsos nervosos e, junto com o magnésio, gerenciar a contração muscular. A ausência do mineral é capaz de gerar agitação.

Fontes

Leite e derivados, couve, brócolis, feijão-branco, feijão-vermelho.

COMPLEXO B

Todas as vitaminas desse grupo mantêm o corpo em ordem. A vitamina B6 e o ácido fólico são essenciais para a formação do neurotransmissor serotonina. Sem essa dupla do complexo B somada ao triptofano e ao magnésio, ele não é criado.

Fontes

Feijões, lentilha, grão-de-bico, cereais integrais, aspargos e couve.

CAPÍTULO XV
DIETA PARA OS RINS FUNCIONAREM

Uma das principais missões dos rins não é novidade para ninguém. O mecanismo é o seguinte: após a passagem do sangue por eles, há reabsorção do que é importante para o corpo e excreção da sobrecarga diária de água e produtos finais do metabolismo, que podem se tornar tóxicos.

Entretanto, os rins não são apenas os filtros do nosso organismo. Eles são também responsáveis pela produção de substâncias que ajudam na regulação das funções orgânicas. Entre elas, está a do sistema hormonal chamado "renina-angiotensina-aldosterona", que é finalmente supervisionado pelos órgãos no intuito de manter a pressão arterial controlada. Há ainda o eritropoietina (EPO), que é um hormônio fabricado pelos rins, e que é determinante na atividade de medula óssea e na transformação da vitamina D em sua forma ativa.

Embora haja meios adaptativos que podem ser acionados quando o rim normal é submetido a uma sobrecarga, a alimentação saudável mantém o estado nutricional adequado e contribui para a prevenção das doenças renais. Um ou outro alimento individualmente não será o grande mantenedor da saúde dos rins, e sim uma composição alimentar adequada – baseada em carboidratos, proteínas, vitaminas e minerais.

Algumas restrições

A composição da dieta e o trabalho renal influenciam diretamente o volume sanguíneo, sendo o sódio um dos principais reguladores desse processo. Se necessário, (como no caso de uma doença renal) além do sal, distintos elementos podem vir a ser sacrificados na dieta para manter esse equilíbrio, como a água e o potássio.

Outros nutrientes que são responsáveis por aumentar o trabalho renal, segundo estudos científicos, são as proteínas e os lipídios.

Uma dieta rica em queijos, leites e carnes, por exemplo, aumenta a reabsorção proximal de sódio, o que pode ser prejudicial aos rins.

Acompanhe a seguir quatro nutrientes e seus alimentos-fontes que podem favorecer a manutenção da saúde renal.

CÁLCIO
Fontes alimentares
Couve-manteiga, leite e derivados, bem como o tofu.

Forma de ação
Atua em diversas atividades com participação dos rins como vasodilatação e metabolismo ósseo.
É dependente da vitamina D.

Ainda que sejam fontes de cálcio, os alimentos de origem vegetal não são tão ricos nele.

Prefira, sempre que possível, consumir leite e derivados.

Ingestão recomendada

1.000mg/dia [2 porções de produtos lácteos, sendo cada porção: 1 xícara (chá) de leite, ou 1 xícara (chá) de iogurte ou 2 fatias de queijo minas];
[4 porções de vegetal verde-escuro: 4 colheres (sopa) de brócolis al dente ou 4 folhas de couve crua ou 4 colheres (sopa) de espinafre; e 2 colheres (sopa) *de tofu]*.

VITAMINA K
Fontes alimentares

Vegetais verde-escuros (brócolis, espinafres, couve-manteiga), repolho, óleos vegetais.

Forma de ação

Diversas outras vitaminas que realizam funções nos rins são dependentes dela. Interfere também no metabolismo ósseo.

Ingestão recomendada

4,7 por dia, que você encontra em 4 porções de vegetal verde-escuro + 2 colheres (sopa) de óleo de soja + 6 colheres (sopa) de salada de legumes (cenoura, couve-flor, ervilha, vagem + 2 colheres (sopa) de azeite de oliva extravirgem + 2 colheres (sopa) de lentilha.

ÔMEGA 3

Fontes alimentares

Chia e linhaça.

Forma de ação

Auxiliam na modulação da ação de hormônios, principalmente os que controlam o tônus vascular e o equilíbrio hídrico.

Ingestão recomendada

2 colheres (sopa), em média, atendem a recomendação.

1 colher tem cerca de 15g de linhaça ou chia e cada uma tem aproximadamente 4,5 mg de ômega 3. Devem ser trituradas na hora do consumo e podem ser utilizadas em uma ampla variedade de preparações: vitaminas, sucos, iogurtes, saldas, etc.

O consumo dever ser regular e associado à redução da ingestão de fontes de ômega 6, como óleos vegetais (milho, girassol) e carnes.

VITAMINA D
Fontes alimentares

Óleos do fígado de peixes gordurosos (atum, sardinha, salmão), gema de ovos e leite.

Forma de ação

O metabolismo hormonal da vitamina S relaciona-se à regulação do cálcio, agindo no processo renal.

Ingestão recomendada

5 microgramas, que você consegue em 1 filé pequeno de peixe (100 a 120g) ou 2 xícaras (chá) de leite.

Por ser uma vitamina que é solúvel em gordura, o leite integral ajuda em seu transporte e favorece a absorção – é recomendado para as crianças; ou ainda em 6 ovos (mas não tudo de uma vez).

Vale ressaltar que a vitamina D, para chegar à sua forma ativa, passa por uma transformação ativada pela luz solar que ocorre na pele.

Cerca de 5 a 15 minutos de exposição, duas e três vezes por semana, supre as necessidades de crianças e idosos.

O sol da manhã e do final da tarde são suficientes.

A seguir, cinco alimentos que auxiliam na saúde renal.

PEPINO

Possui 95% de água, é tico em fibras e ajuda na eliminação do excesso de ácido úrico.

Ingestão recomendada
1 xícara (chá) por dia.

MELÃO

Tem vitaminas A, C e do complexo B e potássio. Reduz a pressão arterial e previne a formação de cálculos.
Em caso de doença renal, ele deve ser evitado.

Ingestão recomendada
1 fatia média por dia.

COUVE

É rica em vitamina C e enxofre, que colaboram com a eliminação de toxinas e de ácido úrico, e previnem malefícios à função renal.

Ingestão recomendada
2 colheres por dia.

MELANCIA

É composta por mais de 90% de água, o que contribui na hidratação. Ela estimula os rins e evita a retenção urinária.

Ingestão recomendada
1 fatia média por dia.

AMORA

Com 85% de água, tem vitaminas antioxidantes e minerais que controlam a pressão arterial e previnem problemas renais.

Ingestão recomendada

15 unidades por dia.

CAPÍTULO XVI
ARROZ INTEGRAL REDUZ A GORDURA ABDOMINAL E AFASTA MALES COMO O CÂNCER

Uma fina casca – para os olhos, essa é a única diferença entre o arroz integral e o branco. Para o corpo, no entanto, esse detalhe é fonte de inesgotáveis benefícios, que vão do controle do diabete à redução da gordura abdominal.

À primeira vista, a redução pode parecer pequena, mas as vantagens são imensas. A começar pela redução do volume da barriga. Em consequência, o coração é beneficiado: células gordurosas mais murchas significam menos inflamação nas artérias e, claro, menos trabalho para fazer o sangue circular. Sem contar que, nos últimos anos, a ciência provou que a distribuição da gordura no corpo é importante para determinar o risco cardiovascular.

Pessoas que nem sequer têm peso elevado, mas apresentam a adiposidade nas vísceras ou órgãos internos, apresentam um risco maior.

Os resultados promovidos pela casca do arroz integral devem-se ao seu teor de fibras. Quanto maior seu valor, menor é a quantidade de glicose e lipídios absorvidos. Esses fatores são importantes para evitar a deposição de gordura intra-abdominal.

As fibras formam uma espécie de goma quando entram em contato com a água e, assim, tornam a digestão mais lenta, fazendo com que o açúcar proveniente dos alimentos seja assimilado aos poucos. Se não fosse dessa forma, aumentaria a produção de insulina, hormônio responsável por mandar a glicose para dentro das células. Só que, em excesso, ele aumenta o volume da barriga e, ainda, abre caminho para o diabete.

Quem come arroz diariamente costuma se alimentar de maneira mais saudável em todas as refeições. Além disso, tem menor propensão a acumular quilos extras, 34% menos risco de hipertensão e 27% menos probabilidade de aumento na circunferência abdominal.

O arroz em si, principalmente o integral, é considerado uma boa fonte de fibras alimentares, de vitaminas do complexo B e de minerais.

A longo prazo, sua ingestão diminui o risco de diversas doenças.

O tipo integral e parboilizado também ganham destaque pelos teores de metionina, um aminoácido essencial que evita a queda dos cabelos e hidrata pele e unhas. Sem contar que a metionina é precursora de um neurotransmissor, a serotonina.

Essa substância é uma espécie de antidepressivo natural. O aminoácido ainda auxilia na redução do colesterol e afasta a fadiga crônica.

Não há uma recomendação mínima, mas o correto é substituir o arroz branco e incluir o integral aos poucos.

Os tipos de arroz mais consumidos
ARROZ PARBOILIZADO

Esse tipo é pré-cozido, o que lhe dá um sabor diferente. Seu preparo é a jato.

ARROZ NEGRO, OU PRETO

Também é rico em fibras, por isso ajuda a diminuir o volume da barriga.

Além de ser um manancial de vitaminas, tem sabor amendoado e combina com peixes e carnes.

GRÃO CURTO, OU CATETO

Fica empapado após cozido. É servido sem tempero pelos japoneses e seu sabor é bem sutil.

ARROZ VERMELHO

Sua cor vem da película que o envolve. Tem sabor rústico e combina com pratos regionais brasileiros, risotos e carnes brancas.

BRANCO POLIDO

É o mais comum nas mesas brasileiras. Mas, por passar pelo processo de refino, perde grande parte de suas fibras e vitaminas.

ARROZ INTEGRAL

É necessário muito líquido e mais tempo de cozimento para que ele fique no ponto. É rico em fibras e ótima fonte de proteínas, minerais e vitaminas.

CAPÍTULO XVII
OS CERAIS INTEGRAIS

Aveia, milho, trigo, arroz, centeio e cevada – esse é um grupo de cascas-grossas. Por serem duros na quebra, seus invólucros protegem nutrientes e outras substâncias cada vez mais valorizadas pelos estudiosos da dieta como ferramenta de prevenção.

Por isso, a recomendação é incluí-los em todas as refeições do dia.

Segundo pesquisas, comer integrais ajuda a reduzir o volume da barriga. E a questão aqui vai além da estética: a gordura abdominal deve ser eliminada porque é a causa de problemas fatais, como o infarto.

Os benefícios do consumo de integrais
MAIOR SACIEDADE

Os cereais integrais combatem o ganho de peso. O esvaziamento gástrico é mais lento e isso contém a fome. Com o estômago cheio, o cérebro recebe sinais e breca a vontade de comer.

LONGE DO DIABETE

O consumo de integrais também interfere nos picos de glicose e regula os níveis de insulina, poupando o pâncreas de trabalhos extras.

ARTÉRIAS PROTEGIDAS

Os níveis de colesterol tendem a cair quando entram no cardápio. Eles diminuem a síntese dessa substância no fígado.

Uma recente pesquisa revela outro benefício para a circulação: a diminuição dos níveis de proteína C-reativa, uma espécie de pontapé inicial das temidas placas de aterosclerose.

PULMÕES A SALVO

Segundo estudos, o consumo de cereais reduz o risco de crises de asma.

Muito antes de se descobrir que encher o cardápio de itens integrais ajudaria a afastar ameaças graves, como os tumores, eles já eram recomendados para acabar com a prisão de ventre, por serem imbatíveis em matéria de fibras. Elas, afinal, formam um bolo dentro de intestino, que pressiona suas paredes e contribui para suas contrações. Mas aí, é fundamental que esses cereais sejam ingeridos acompanhados de goles de água ou de outras bebidas. Sem líquidos, o resultado é o inverso. As fibras ficam estacionadas ali dentro, atrapalhando o fluxo.

Riqueza sob a casca

Os cereais integrais têm teores mais elevados de certos nutrientes em comparação com seus equivalentes claros, macios e sem cascas. As vitaminas do complexo B deles estão em quantidades bem maiores.

Esse grupo de nutrientes é essencial para o sistema nervoso, entre outras funções.

Cereais não refinados são ótimas fontes de minerais como o zinco, o magnésio e o fósforo – trio que atua no sistema imunológico e fortalece o esqueleto. Além de conter compostos antioxidantes que combatem moléculas causadoras de danos às células. Um dos nutrientes nessa ação é a vitamina E, que protege contra tumores e justifica, em parte, as observações recentes sobre o consumo de integrais e a prevenção do câncer.

CAPÍTULO XVIII
A SUPERDIETA ANTIRRUGAS

Segundo estudos recentes, o morango e a romã são algumas das melhores opções para prevenir o envelhecimento precoce da pele. Essas frutas são ricas em ácido elágico, um antioxidante poderoso.

O colágeno, proteína mais abundante no corpo, sustenta a elasticidade das células. Sem ele, as células perdem elasticidade e aí aparecem as rugas. É como se o colágeno fosse um sustentáculo, aumentando a resistência contra estiramentos. Sem ele, o tecido perde firmeza.

A recomendação para o consumo de tais frutas é acrescentá-las a um dos lanches diários. 100 gramas de romãs têm 56 calorias, e 100 gramas de morango têm 30 calorias.

Além de romãs e morangos, o consumo de molho de tomate também é benéfico à pele. Segundo estudos, esse alimento auxilia na preservação do tecido. Uma substância do tomate, o lipoceno, reduz a ação dos raios UVA, principais responsáveis pelo fotoenvelhecimento.

O lipoceno pertence à família dos carotenoides, potentes antioxidantes que eliminam os radicais livres. Essas moléculas são responsáveis de acelerar a progressão de vincos e afins. E a exposição ao sol impulsiona a produção dos radicais livres.

Os tomates in natura auxiliam na preservação da pele, mas o molho é a melhor opção. A quantidade de lipoceno é quase cinco vezes maior que no fruto.

Outros alimentos que também auxiliam na preservação da pele são o brócolis, a castanha-do-pará, a cenoura e o salmão. O composto ativo dos brócolis é o sulforafano, que induz a detoxificação do organismo, um processo que elimina radicais livres. Por isso, protege contra efeitos nocivos do sol. O sulforafano também tem outro papel: ele inibe a divisão celular em alguns momentos e, por isso, impede que as células se multipliquem desordenadamente, um dos fatores por trás de um câncer. A recomendação para consumo é uma xícara de brócolis por dia. Pode ser salada ou como ingrediente de sopas e afins.

A castanha-do-pará por sua vez, contém um mineral ultrabenéfico contra o câncer - o selênio. O selênio é um componente essencial de enzimas que possuem atividade antioxidante. Por isso, é tão importante no combate a tumores, já que ajuda a defender o organismo contra o ataque dos radicais livres.

A cenoura é uma fonte de betacaroteno, responsável por sua cor laranja e uma série de benefícios. A função básica do betacaroteno na pele é reduzir o risco de queimaduras solares. Isso ocorre porque ele se acumula no tecido e o protege por até 24 horas. Os carotenoides, classe a que pertence esse fitoquímico, também têm o poder de aumentar a produção de melanócitos, as células encarregadas de colorir a epiderme. Assim, garantem maior fotoproteção, prevenindo aquele tom vermelho após alguns dias de praia.

Já o salmão, além de ser a fonte mais rica de ômega-3, também é repleto de selênio e vitamina E. Essas substâncias mantêm a firmeza dos tecidos e atuam como um escudo, desarticulando as investidas dos radicais livres. A vitamina E ajuda a retardar o envelhecimento das células cutâneas porque reduz a produção de uma enzima chamada colagenase, que degrada o colágeno. Assim, evita rugas.

CAPÍTULO XIX
ALIMENTOS QUE PREVINEM O ENVELHECIMENTO PRECOCE

Na natureza o betacaroteno funciona como uma espécie de escudo contra adversidades que vão de mudanças bruscas de temperatura a escassez de nutrientes e água. Dentro de nosso corpo, não é menos importante: ele é um poderoso antioxidante, contendo os efeitos dos radicais livres responsáveis pelo envelhecimento precoce de todos os nossos órgãos.

Garantir bons teores de betacaroteno é uma excelente medida para diminuir o risco de doenças cardiovasculares.

Quanto menores os níveis dessa substância, maior perigo de placas nas artérias. O betacaroteno combate a oxidação do colesterol. Com isso, a gordura não se fixa na parede dos vasos causando entupimentos capazes de levar a infartos e derrames.

Refeições ricas em betacaroteno também protegem contra a formação de tumores. No entanto, altas dosagens, vindas de suplementação, podem produz efeito contrário.

A recomendação para consumo é de 4 miligramas por dia.

Na verdade, são as sobras do betacaroteno que agem como antioxidantes. A coisa funciona assim: sempre que seu corpo precisa de vitamina A, o pigmento se transforma nesse nutriente. O local da metamorfose é a mucosa intestinal. Seu consumo regular promove a melhora da aparência da pele e o funcionamento do sistema imunológico. A vitamina A participa da formação de inúmeras células, inclusive as de defesa.

A molécula dessa vitamina é encontrada em alimentos de origem animal, como o fígado, a gema do ovo e os lacticínios.

Veja a seguir, uma lista de alimentos que contêm betacaroteno.

CENOURA

Ela fornece 4,7 miligramas de betacaroteno em uma unidade média ou 100 gramas.

RÚCULA

Fornece 4,3 miligramas de betacaroteno em dois pires cheios.

ABÓBORA

Fornece 4,3 miligramas de betacaroteno numa xícara de chá.

COUVE-MANTEIGA

Quatro folhas fornecem 3,4 miligramas de betacaroteno.

ACEROLA

Contém 2,7 miligramas em cerca de dez unidades.

BRÓCOLIS

São 2 miligramas em cada duas flores pequenas.

MELÃO CANTALOUPE

Contém 2 miligramas em uma fatia grande.

ALFACE LISA

Fornece 1,9 miligrama em três pires cheios.

MORANGA

Contém 1,6 miligrama em uma xícara de chá.

MANGA

Contém 1,2 miligrama de betacaroteno em meia unidade.

CAPÍTULO XX
OS BENEFÍCIOS DO MARACUJÁ

O maracujá é recheado de nutrientes, tem uma forte ação antioxidante e pouquíssimas calorias. Ele é rico em vitaminas do complexo B, cálcio, ferro, fósforo, sódio e potássio. E contém bastante vitamina A e C e muita fibra solúvel.

O maracujá também contém alcaloides e flavonoides, substâncias que agem no sistema nervoso central e atuam como tranquilizantes, analgésicos e relaxantes musculares. Por isso ajudam a combater a ansiedade, a depressão e os distúrbios do sono.

Cem por cento aproveitável

Estudos recentes mostram que a casca do maracujá evita picos de insulina, muito perigosos para os diabéticos, combate o mau colesterol e ainda ajuda a emagrecer.

Nas sementes pode ser encontrado um óleo com boa quantidade de ácidos graxos, muito apropriado para uso na cozinha ou até em cosméticos, graças à sua ação emoliente e antioxidante. E as folhas do maracujazeiro oferecem igualmente benefícios. Nelas fica a maior parte dos ativos por trás da ação tranquilizante.

Estudos científicos descobriram que as propriedades da planta do maracujá combatem o diabete, os problemas do coração, as enxaquecas, o estresse, a tensão pré-menstrual, os tremores e a obesidade, além de contribuírem para a regeneração celular.

Raio x da planta

Todas as partes do maracujazeiro oferecem benefícios à saúde. Veja como aproveitar cada uma delas:

FOLHAS

Com elas são feitos medicamentos e chás. Aproveita-se sua ação calmante usando a infusão como base de sucos.

FRUTO

É rico em nutrientes e seu suco é ingrediente precioso em receitas como mousses, bolos, molhos para salada, vinagretes, etc.

CASCA

Ela é rica em pectina, um tipo de fibra que elimina as gorduras do organismo. É consumida na forma de farinha, misturada em sucos e iogurtes.

SEMENTES

Trituradas, entram em ação na fabricação de esfoliantes. Já o óleo extraído delas serve para temperar saladas.

CAPÍTULO XXI
MAÇÃ PARA PROTEGER O CORAÇÃO

Uma recente pesquisa constatou que o consumo de uma maçã diária diminui os níveis de LDL oxidado no sangue.

Segundo a pesquisa, os compostos fenólicos da fruta eliminam os radicais livres no sangue antes que eles possam chegar ao LDL. Esse tal processo é assim: quando as tais moléculas de radicais encontram-se com o colesterol (LDL), a partícula gordurosa se oxida e, nesse estado oxidado, é que passa a formar placas na parede dos vasos. Cada vez maiores, pelo acúmulo de mais e mais colesterol no local, as placas estreitam o caminho para o sangue trafegar – congestionamento que eleva o risco de infarto ou derrame.

A vantagem da fruta é que, nela há vários compostos que agem em conjunto, somando ações positivas no organismo.

Uma dessas substâncias que auxiliam no combate contra o colesterol é a pectina, uma fibra solúvel encontrada em grandes doses na casca do fruto da macieira. É, aliás, que boa parte dos seus antioxidantes fica retida – aproximadamente 50% dos compostos fenólicos.

Essa fibra ainda dificulta a absorção do colesterol pelo intestino.

A maçã também pode ser uma aliada do coração de quem convive com a doença pulmonar obstrutiva crônica (DPOC), doença que provoca falta de ar, tosse e cansaço. É que as mesmas substâncias inflamatórias que prejudicam os pulmões dessas pessoas caem no sangue, contribuindo para doenças cardíacas.

Forma de consumo

Para aproveitar o efeito anticolesterol da maçã, o melhor é consumi-la inteira. Afinal, é na película que reveste a fruta que se encontra a pectina, fibra solúvel que ajuda a reduzir a absorção da substância pelo intestino. A casca também concentra grande parte dos compostos fenólicos do alimento. Deve-se lembrar de higienizá-la bem, para reduzir a quantidade de agrotóxicos.

CAPÍTULO XXII
BATATA-DOCE PARA O EMAGRECIMENTO E CONTROLE DO DIABETE

Uma pesquisa recente comprova que a batata-doce auxilia na perda de peso. O poder desse tubérculo se deve a seu baixo índice glicêmico, o famoso IG. Isso significa que ele é digerido de forma mais lenta e, portanto, dá mais saciedade, auxiliando no combate à obesidade. E, por liberar a glicose de forma gradual, evita que ela seja armazenada no corpo feito gordura.

Não à toa, graças à geração equilibrada de energia proporcionada pelo vegetal, a batata-doce é considerada o alimento dos atletas. Afinal, propicia que o açúcar seja absorvido na medida exata. Daí, o corpo não é obrigado a secretar doses exageradas de insulina, o hormônio responsável por colocar esse combustível adocicado para dentro das artérias. Em outras palavras, a pessoa tem disposição de sobra para se exercitar.

O ideal é consumi-la entre uma e duas horas antes da atividade física.

A batata-doce também é benéfica até para quem apresenta tendência ao diabete. Afinal, com a produção de insulina na dose certa, o pâncreas, encarregado de fabricá-la, não trabalha sobre carregado. Assim o indivíduo não desenvolve resistência à substância, um fator por trás do tipo 2 da doença.

A diferença entre batata-inglesa e batata-doce

Batata-inglesa: ultrapassa os 85 pontos do limite de um índice glicêmico ideal. Mas é menos calórica do que a batata-doce. São 52 calorias em 100 gramas cozidas – e apresenta taxas maiores de potássio e ferro.

Batata-doce: seu IG é 44, que coloca na categoria de baixo índice. É rica em ferro e possui cinco vezes mais cálcio do que a batata-inglesa. E tem betacaroteno, antioxidante que vira a vitamina A no organismo.

CAPÍTULO XXIII
MINERAIS PARA UM MELHOR FUNCIONAMENTO DO CORPO

Os sais minerais, provenientes das rochas, habitam o solo e a água. E é a terra irrigada que os transporta para os alimentos durante o cultivo. Cumprido esse ciclo, chegam, por fim, à nossa mesa. Dentro do nosso organismo, eles compõem enzimas essenciais, acionam inúmeros processos do metabolismo e também os regulam. Ou seja, são importantíssimos.

As refeições por si só dão conta do aporte diário considerado ideal. Basta consumir todos os seguintes grupos de alimentos: carnes, frutas, legumes, verduras, carboidratos e lacticínios. Também é possível suprir eventuais deficiências com uma suplementação adequada.

A seguir, os principais minerais.

ZINCO

Ele é essencial porque ativa a multiplicação das células de defesa.

O zinco estimula a produção de proteínas que capturam substâncias cancerígenas, como o cádmio. Esse mineral ainda combate os radicais livres, compostos nocivos decorrentes da respiração. É ele que compõe a enzima superóxido dismutase, que desestrutura essas moléculas responsáveis por estragos nas células. E esses danos favorecem o diabete, a obesidade e problemas cardiovasculares, entre outros. O zinco também transporta o ferro, que contribui para o crescimento da garotada e para os processos de cicatrização geral.

Fontes de zinco (em 100 gramas)
Gérmen de trigo.....................................239 mg
Ostra cozida.................................182 mg
Amendoim.....................................3,2 mg
Feijão de soja.............................194 mg

Recomendação diária

Homem...11 mg
Mulher..................................8 a 9 mg
Criança (varia de acordo com a idade)...3 a 8 mg

COBRE

Ele também compõe a enzima que combate os radicais livres, além de transportar o ferro.

O cobre também atua na síntese de colágeno e elastina, que sustentam a pele, mantendo sua integridade por mais tempo.

Fontes de cobre

Grão de bico.............................8,5 mg
Nozes.....................................0,75 mg
Lentilha..................................0,25 mg
Feijão....................................0,21 mg

Recomendação diária

Homem....................................900 µg
Mulher....................................900 µg

Criança (varia de acordo com a idade)...340 a 440 µg

FERRO

Oitenta por cento de sua concentração é mobilizada para a formação da hemoglobina, uma das principais moléculas sanguíneas. O ferro participa da síntese de proteínas, do transporte de oxigênio e da renovação celular. Sua deficiência é um grave problema de saúde pública. Cerca de 50% das gestantes e 35% das crianças em idade pré-escolar carecem do mineral.

Ingerir doses adequadas é crucial, sobretudo para as grávidas – a deficiência pode causar hemorragias e baixo peso do bebê ao nascer, entre outros efeitos.

Fontes de ferro

Marisco..28 mg
Melado...5,4 mg
Carne bovina...3,4 mg
Chocolate ao leite..................................1,6 mg

Recomendação diária

Homem..8 mg
Mulher.....18 mg (em idade fértil, 8 mg (após essa fase)
Criança (varia conforme a idade)..........7 a 15 mg

MAGNÉSIO

É a chave do aproveitamento de energia. O magnésio é um dos principais fatores de ativação de receptores de insulina, o hormônio que converte açúcar em energia e o coloca dentro da célula. Sem ele, o carboidrato sobra no sangue e não é aproveitado direito. Ou seja, esse nutriente é essencial para afastar o diabete e a própria síndrome metabólica.

O magnésio regula enzimas, estabiliza o DNA das células e as protege de agressões. O mineral também atua na absorção de cálcio, na atividade neuromuscular e no equilíbrio de potássio, importante para as funções cardíacas.

Fontes de magnésio

Aveia...119 mg
Arroz integral.....................................59 mg
Queijo tofu..38 mg
Milho...33 mg

Recomendação diária

Homem...420 mg
Mulher.........................de 300 a 320 mg
Criança (varia de acordo com a idade).....de 80 a 130 mg

CAPÍTULO XXIV
COGUMELOS FORTALECEM AS DEFESAS DO ORGANISMO

Os cogumelos são ingredientes cheios de propriedades que fortalecem nosso escudo natural, de acordo com trabalhos científicos. Foi descoberto um manancial de substâncias nesses organismos pertencentes ao reino intermediário entre o animal e o vegetal. Um desses compostos, as betaglicanas, chama a atenção dos cientistas.

Trata-se de um carboidrato presente na parede celular dos cogumelos. As betaglicanas encontradas neles são consideradas excelentes imunomoduladores. Em outras palavras, elas estimulam nossas defesas a combaterem de infecções a tumores. Essas moléculas de betaglicanas podem facilitar o reconhecimento e eliminação de células cancerosas pelo sistema imunológico. Eles ainda preservam o DNA de danos que seriam capazes de originar o desenvolvimento de um novo tumor.

As tais moléculas se ligam a células defensoras, como os macrófagos. Daí, é como se ativassem um mecanismo interno desses trituradores, que passam a atacar e deglutir intrusos como vírus, bactérias, além de células cancerosas.

Além de fortalecerem as defesas do organismo e ajudarem a protegê-lo contra tumores, as betaglicanas contribuem para afastar ameaças que rondam o coração. Uma delas; as elevadas taxas de colesterol, nocauteadas pela substância. As betaglicanas também controlam os níveis de açúcar no sangue.

Para quem gosta de cogumelos, em suas porções as betaglicanas vêm acompanhadas de muitos antioxidantes, verdadeiros neutralizadores de moléculas danosas conhecidas como radicais livres, que estão por trás de várias doenças e do processo de envelhecimento. Isso porque esses fungos têm, segundo os cientistas, um metabolismo ultra-acelerado que os tornam vítimas das tais moléculas. Diante desse cenário, eles tiveram de desenvolver um mecanismo. É por isso que os cogumelos estão cheios de antioxidantes como o selênio, os polifenóis e ergotionina. Em se tratando do selênio, um poderoso anti-radical, uma de suas melhores fontes é o champignon, cogumelo que também fornece boas doses de proteínas, potássio e cobre. O shimeji, por sua vez, é rico em ácido fólico, vitamina que preserva a memória e afasta malformações fetais.

Os principais tipos de cogumelo SHIITAKE

Além das betaglicanas, ele contém muito ácido fólico, vitamina que atua no humor, previne malformações fetais, câncer e até doenças degenerativas como o Alzheimer. O fósforo, mineral que reduz a sensação de fadiga, é outro ingrediente encontrado em bastante quantidade nessa espécie de cogumelo.

CHAMPIGNON

Contém muita proteína e ácido fólico, além do selênio, um poderoso antioxidante, e também outros minerais, como o cobre, que ajuda a prevenir a anemia, e o potássio, envolvido nas contrações musculares.

SHIMEJI

Contém bastante ácido fólico. Fornece ergosterol, um precursor da vitamina D, nutriente que, por meio da ação dos raios solares, é sintetizado na pele. Essa substância é fundamental para a fixação do cálcio nos ossos.

CAPÍTULO XXV
AZEITE DE OLIVA AJUDA A PREVENIR DERRAMES

Uma recente pesquisa constatou que o óleo da azeitona atua na proteção do acidente vascular cerebral, o popular derrame. Algumas de suas substâncias, como os compostos fenólicos e a vitamina E, agem como antioxidantes. Ou seja, combatem os danosos radicais livres, moléculas que, em excesso, estão relacionadas a processos degenerativos, resultando em problemas cardiovasculares como o derrame, entre outros males. Esse óleo também possui gordura monoinsaturada, que, se consumida no dia a dia, diminui os níveis de LDL, o colesterol ruim.

O azeite de oliva só é riquíssimo em compostos contra a oxidação por causa de sua origem. Diferentemente dos outros óleos, ele é feito do próprio fruto, e não dos grãos ou do caroço, como é o caso daqueles de girassol ou de milho. Na oliveira, como a azeitona fica completamente exposta ao ar, a natureza se encarrega de protegê-la da ação do oxigênio, capaz de estragá-la. Daí a produção de mais antioxidantes. E, durante a fabricação, a primeira prensa desses frutos é sempre a mais saudável porque extrai uma maior quantidade dessas substâncias defensoras.

O azeite de oliva também protege contra outros problemas que danificam o coração e os vasos sanguíneos. Doenças como hipertensão arterial, angina arritmias e aterosclerose, que é a formação de placas de gordura nas artérias, podem ser evitadas com seu consumo.

Além disso, recentes pesquisas constatam que a substância extraída da oliva é capaz de modular certos genes por trás de inflamações e trombose.

O azeite ideal a ser consumido é o tipo extravirgem, que é aquele que preserva maior quantidade de compostos antioxidantes.

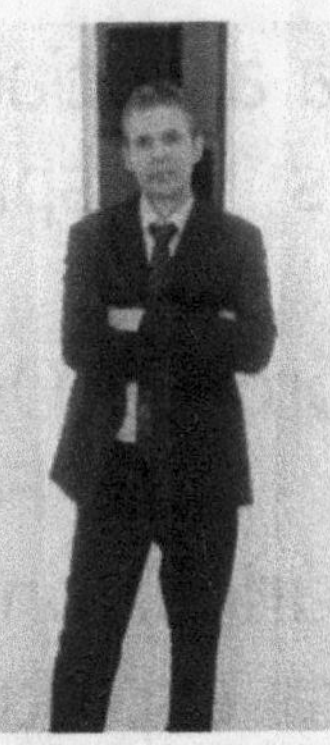

SOBRE O AUTOR

Rômulo Borges Rodrigues é Escritor, Terapeuta Holístico, Mestre de Reiki, Consultor e Numerólogo.
Trabalha com Reflexologia, Reiki, Massagem, Florais, Aconselhamento Terapêutico, Técnicas de Relaxamento, Hipnose, Regressão, Terapia de Vidas Passadas, Numerologia e ministra cursos online.
Estuda e pesquisa sobre a espiritualidade há mais de vinte anos.
Foi membro da Associação Internacional Amigos da Natureza (AIANATU - SP), na qual fez parte do trabalho de cura

espiritual. Foi nessa associação onde alguns de seus dons espirituais foram desarquivados.

Também foi membro da Ordem dos Filhos da Luz (Piracicaba - SP). Foi integrante da Ordem dos Templários, onde foi dirigente do hospital de cura espiritual de uma das suas sedes.

Atualmente, é coordenador do Projeto Nova Era na cidade de São Paulo, no qual dá palestras e ministra tratamento alternativo gratuito para o público utilizando várias técnicas terapêuticas.

Escreve artigos quinzenais para sites e revistas sobre vários temas e é autor das seguintes obras:

• *Uma Civilização Adormecida e Decadente*
• *Momento Apocalíptico – Prelúdio do Juízo Final*
• *Arcanjos e Arquétipos*
• *Guia Prático dos Anjos (Tabela completa de todos os anjos)*

• Numerologia – A Ciência Milenar dos Números
• REIKI – ENERGIA VITAL UNIVERSAL (Harmonia, Equilíbrio e Cura)
• OS FLORAIS DE BACH – Equilíbrio e Harmonia Através das Essências
• O PODER DA MENTE – A Chave Para o Desenvolvimento das Potencialidades do Ser Humano
• Os Ensinamentos de Siddartha Gautama, o Buda
•A HISTÓRIA DO BUDISMO – Princípios, conceitos, ensinamentos
• Cuide de Você e Tenha Mais Qualidade de Vida – Cuidar de si mesmo é imprescindível para se obter uma vida plena e satisfatória (Vols. I, II, III, IV e V)
• Alimentação Saudável = Saúde Perfeita – O consumo de alimentos adequados proporciona equilíbrio orgânico e psíquico Vols. II, III, IV, V, VI e VII)
• A Regência Cósmica

• *REFLEXOLOGIA (Massagem Podal)* – Equilíbrio e bem-estar através da planta dos pés

• *A PODEROSA INFLUÊNCIA DOS NÚMEROS SOBRE AS NOSSAS VIDAS* – O que a Numerologia

revela sobre nosso passado, presente e futuro

•*"DESCUBRA SEU POTENCIAL, DONS E TALENTOS INATOS ATRAVÉS DA NUMEROLOGIA"*

• *HIPNOSE, REGRESSÃO, TERAPIA DE VIDAS PASSADAS* – Metodologia, efeitos e benefícios

• *QUALIDADE DE VIDA* – Definição e conceitos

• *OS MECANISMOS DA MENTE* – A sua natureza comportamental

• *TRATADO SOBRE AS RELIGIÕES E FILOSOFIAS DE VIDA* – Síntese dos sistemas religiosos e correntes filosóficas

• *CURSO DE RADIESTESIA*

• *CURSO DE CROMOTERAPIA*

•GUIA COMPLETO DAS TERAPIAS ALTERNATIVAS

• ESTUDO SOBRE AS TERAPIAS COMPLEMENTARES – Técnicas terapêuticas integrativas que proporcionam equilíbrio e harmonia

•PRÉ-EXISTÊNCIA E PÓS-EXISTÊNCIA DA ALMA – Vidas passadas, vidas futuras

•PRINCÍPIOS, FILOSOFIA E METODOLOGIA DA MEDICINA HOLÍSTICA - Os recursos e métodos terapêuticos utilizados nos tratamentos e terapias

• CURSO DE REIKI

• CURSO DE FLORAIS

• CURSO DE REFLEXOLOGIA

•CURSO DE NUMEROLOGIA – Método simples e prático

• CURSO DE HIPNOSE, REGRESSÃO, TVP, TMS – Metodologia simplificada

•CURSO DE FENG SHUI

CONTATOS COM O AUTOR

E-MAIL: romulobr@outlook.com
FACEBOOK:
http://facebook.com/romuloborgesrodrigues
SKYPE: samadhi514
TWITTER: @_arahat
BLOG: equilibrioeconsciencia.wordpress.com